CONTENTS

DR. GABRIELE BURACCHI

ALLERGIE ED INTOLLERANZE ALIMENTARI

COSA SONO
COME SI DISTINGUONO
COSA FARE

Dr. Gabriele Buracchi
Nutrizionista e Psicologo

INTRODUZIONE

Perché si può andare incontro ad allergie ed intolleranze? Non è facile dare una risposta a questa domanda.

Anche parlando di alimentazione, dobbiamo tenere presente processi lentissimi che modificano i comportamenti alimentari.

Ciascuna specie sviluppa, nel corso di lunghi periodi, preferenze per cibi che le forniscono energia e tende a non reagire bene alle variazioni improvvise.

L'uomo *paleo-neolitico* era un abile cacciatore, inseguiva

branchi di animali e si fermava dove la caccia era abbondante, raccoglieva bacche, frutti e vegetali ricchi di fibra.

La necessità di sopravvivere gli impose determinate abitudini alimentari che, protrattesi per centinaia di migliaia di anni, hanno modellato le sue caratteristiche genetiche.

L'alimentazione era composta prevalentemente da carne magra, pesce in alcune zone, frutta e verdura.

I reperti dimostrano che gli uomini e le donne avevano la stessa struttura scheletrica e la stessa percentuale di massa grassa degli attuali decatleti, che combinano velocità e forza.

Studi recenti dimostrano perché fossero così sviluppati fisicamente: con i carboidrati, assunti sotto forma di frutta e verdura, venivano ingerite grandi quantità di vitamine e sali minerali.

Si stima che la dieta tipica dell'uomo paleo-neolitico ne apportasse da due a cinque volte le RDA attuali (*livello di assunzione giornaliera raccomandata di nutrienti*).

Tale armonia tra dieta e DNA venne turbata circa diecimila anni fa dall'avvento dell'agricoltura e dell'allevamento, che aggiunse due nuovi generi alimentari: i cereali ed i latticini.

Diecimila anni rappresentano, da un punto di vista

evolutivo, un periodo relativamente breve in cui il genoma, il patrimonio genetico di una data specie, non può mutare radicalmente: il DNA si è adattato con difficoltà all' introduzione di questi nuovi alimenti, ed in alcuni casi è stato addirittura incapace di farlo.

Addirittura le variazioni del genoma umano negli ultimi 40.000 anni sono di poco superiori allo 0%.

La statura media dell'uomo paleo-neolitico era di circa 178 cm per i maschi e di 168 per le femmine.

Quando diecimila anni fa, in conseguenza all' introduzione dei cereali, si ridusse il consumo di proteine animali magre, la statura media diminuì di 15 cm.

I centimetri persi sono stati recuperati solo in certe popolazioni e solo dopo diecimila anni, e per la maggior parte nel XX secolo, grazie ad una alimentazione più varia e ricca di proteine.

Per quanto riguarda i latticini, si può partire dalla considerazione che gli esseri umani nascono dotati di un enzima chiamato **lattasi**, che permette di scindere il lattosio del latte materno in zuccheri digeribili.

Frequentemente, dopo la prima infanzia, l'attività di tale enzima si riduce, e molti adulti diventano intolleranti al lattosio con conseguenti problemi a digerire latte e latticini.

Questo non deve meravigliare.

In natura nessun mammifero beve latte dopo quello della mamma.

Il latte bovino (anch'esso ricco di lattosio) divenne largamente disponibile solo ottomila anni fa, con lo stanziamento dell'uomo e l'allevamento del bestiame.

Le uniche popolazioni che si sono evolute con la caratteristica di mantenere attiva la lattasi anche dopo l'infanzia, sono quelle che consumano con grande frequenza latticini (principalmente gli scandinavi).

Per il resto della popolazione mondiale i latticini sono alimenti di difficile e laboriosa digestione (salvo lo yogurt che viene fermentato proprio per rimuovere il lattosio).

Simile il discorso per i cereali, carboidrati ad alto indice glicemico: quando ingeriti provocano un repentino innalzamento della glicemia nel sangue ed un conseguente rilascio di insulina da parte dell'organismo per riportare la glicemia a livelli normali.

Una produzione eccessiva ed istantanea di insulina stimola l'organismo ad accumulare adipe ed impedisce il consumo di quella in eccesso, il tutto con gravi rischi per la salute.

Circa il 25 per cento della popolazione mondiale ha una reazione insulinica pigra, e pochi problemi, mentre un altro 25 per cento reagisce violentemente.

Sembra perciò che l'evoluzione porti, nel caso dei latticini, verso una maggior tolleranza al lattosio e, nel caso dei cereali, verso una minore reattività insulinica ai carboidrati; ad oggi tale processo evolutivo non è ancora concluso ed un certo numero di individui sviluppano intolleranze alimentari (B. Sears; 1999) [1].

NON SOLO INTOLLERANZE ED ALLERGIE

Un dato poco noto riguardo all'introduzione massiccia dei cereali e del latte nell'alimentazione è quello che è avvenuto con l'avvento dell'agricoltura e della domesticazione animale da dieci a quindicimila anni fa, un periodo molto breve da un punto di vista evolutivo in rapporto a quello della presenza dell'uomo sulla terra (da due milioni e mezzo, a cinque milioni e più di anni).

Oltre alle reazioni allergiche e da intolleranza, rilevante anche se sottaciuta è la presenza di oppiodi nel latte e nel grano.

Ricordiamo che queste sostanze sono direttamente collegate alle droghe derivate dall'oppio, come morfina ed eroina che sono attive nell'uomo perché *"mimano"* gli effetti di sostanze prodotte dall'organismo stesso per controllare il dolore e la fatica, sostanze dette *endorfine* ed *encefaline* per le quali esistono appositi recettori nel nostro Sistema Nervoso Centrale.

Nel 1979 venne isolata nel latte vaccino una sostanza oppioide, la *ß casomorfina,* prodotta dalla lisi della ß caseina del latte.

Successivamente determinate anche altre Casomorfine, tutte peptidi costituiti da sette aminoacidi.

Alcune casomorfine di origine bovina hanno un'azione analgesica superiore a quella della stessa morfina.

Le casomorfine provenienti dal latte di vacca sono più attive di quelle provenienti dal latte umano.

I processi digestivi del latte attuano la trasformazione della caseina in casomorfine.

Inoltre i latti fermentati (yogurth), contengono già casomorfine formate.

Negli idrolisati del glutine, proteina presente soprattutto nei grani duri, sono presenti le **exorfine** *(o gliadorfine)*, peptidi con azione simile a quella degli oppioidi.

Le endorfine alimentari possono agire in individui suscettibili direttamente od indirettamente a livello cerebrale causando od incrementando sintomi psichici preesistenti.

La struttura di casomorfina e gliadorfina è simile , come si vede nella figura.

	1	2	3	4	5	6	7
CASOMORFINA	tir	pro	fe	pro	gli	pro	ile
GLIADORFINA	tir	pro	gln	pro	gln	pro	fe

Livelli elevati di queste sostanze sono stati trovati anche in bambini affetti da autismo oltre che in pazienti schizofrenici.

I pazienti schizofrenici alimentati con diete prive di cereali e di derivati della caseina, totali e persistenti, avevano precoci miglioramenti rispetto ai gruppi di controllo.

Gli stessi andavano incontro a ricadute se rialimentati con queste sostanze.

Glutine e caseina non agiscono secondo la legge del *tutto o nulla* .

In rapporto ad una ancora poco nota "*predisposizione*" individuale, è probabile che accanto a forme manifeste di disturbo psichico ne esistano anche di subcliniche indotte o almeno facilitate da queste sostanze.

LA DIETA PALEOLITICA

In un articolo [2] del 1997 (C.L. Broadhurst) si sottolinea come i grassi siano una componente fondamentale della struttura di tutti i cibi naturali.

L'uomo, prosegue l'articolo, è geneticamente ancora una specie paleolitica, e come tale necessita della stessa alimentazione dei suoi antenati di oltre diecimila anni fa.

La dieta paleolitica era costituita da una quantità bilanciata di grassi polinsaturi, monoinsaturi e saturi, trigliceridi e fosfolipidi.

È perciò raccomandata varietà nell'assunzione dei lipidi, varietà che deve riguardare sia il grado di saturazione sia la lunghezza della catena di acidi grassi.

Il patologico accumulo di grassi, l'obesità e l'intolleranza al glucosio sono tra le conseguenze della principale dieta dell'uomo: quella basata sui cereali.

Il trattamento dei cibi (l'aggiunta di additivi, coloranti e la perossidazione dei grassi per poterli conservare più a lungo) amplifica tali problemi.

È sicuramente capitato a molte persone di aver mangiato qualcosa e di essere state male.

Le persone che hanno una reazione spiacevole a

qualcosa che hanno mangiato, di solito pensano di avere un'*allergia alimentare*.

Ma potrebbero avere qualcos'altro: una reazione chiamata *intolleranza alimentare*.

Qual è la differenza?

Un'allergia alimentare *è causata dal sistema immunitario* che reagisce al cibo quando non è necessario.

Con un'intolleranza alimentare, *il sistema immunitario non è responsabile.*

Il più delle volte è un problema con la digestione del cibo.

Ad esempio, essere allergici al latte è diverso dal non riuscire a digerirlo correttamente a causa dell' intolleranza al lattosio.

Molte persone infatti tendono, erroneamente, a confondere le allergie con le intolleranze alimentari, ma i due fenomeni sono concettualmente molto diversi, nonostante i sintomi che ne derivano siano, per certi versi, sovrapponibili.

Vediamo di comprendere meglio le differenze, per poterci tutelare.

ALLERGIA O INTOLLERANZA ALIMENTARE

Possiamo definire l'allergia come una reazione eccessiva del sistema immunitario, che si scatena in reazione ad un antigene, anche se nel caso di allergie dovremmo parlare di *"allergene"*, percepito come un elemento estraneo dall'organismo, quindi come una possibile fonte di pericolo.

Il sistema degli anticorpi provoca una risposta immunitaria ed è proprio l'alimento con i suoi allergeni o più precisamente le proteine in esso contenute, che produce questa risposta eccessiva, con possibili gravi conseguenze che possono anche arrivare alle shock anafilattico di cui si parla in dettaglio nell'ultima parte del libro.

Il concetto di intolleranza è diverso perché il sistema immunitario non viene coinvolto e quindi non c'è risposta immunitaria.

Lo stesso termine *"intolleranza"* indica l' incapacità di tollerare.

In pratica l'assunzione abbondante di un determinato alimento provoca una ribellione dell'organismo perché non viene digerito correttamente.

Per questo l'intolleranza è una reazione tossica dell'organismo, diversamente dall'allergia, reazione non tossica che non dipende dalla dose assunta.

Per fare un esempio, possiamo dire che in un soggetto allergico ad esempio alle fragole, il sistema immunitario reagisce in modo eccessivo anche se la persona mangia un solo frutto, dato che anche una sola fragola è percepita dall' organismo come un elemento estraneo e potenzialmente pericoloso.

La reazione difensiva dell'organismo sarà un campanello d'allarme come prurito ed irritazione cutanea.

Diversamente, se chi è intollerante alle fragole, ne assume una piccola dose, non avrà reazioni cutanee.

Se però la persona ne mangia una dose abbondante, l'alimento non riesce più ad essere digerito e si avranno conseguenze anche a livello della pelle.

Altre distinzioni possono essere legate al fatto che le allergie si classificano in base agli anticorpi impegnati nella reazione (IgE- mediate ed IgE-non mediate), mentre le intolleranze, non coinvolgendo il sistema anticorpale, si distinguono in **"enzimatiche"** e **"farmacologiche"**.

Si definisce *"enzimatica"* un'intolleranza dovuta alla mancanza, o alla carenza, di un enzima coinvolto nella digestione: l'enzima, cioè, non riesce a digerire l'alimento.

Questo è il caso **dell'intolleranza al lattosio**.

Il lattosio è lo zucchero naturalmente presente nel latte.

L'intolleranza dipende dalla carenza di lattasi, l'enzima che permette la digestione del lattosio.

Si definisce invece *"farmacologica"* l'intolleranza in cui la persona è sensibile ad alcune sostanze presenti nell'alimento, come nel caso di alimenti ricchi di tiramina (formaggi, funghi etc) e degli effetti in ipersensibili a questa sostanza.

Quello che accomuna, anche se parzialmente, le allergie alle intolleranze sono gli effetti che si manifestano dopo una reazione allergica o un'intolleranza alimentare.

I sintomi possono essere dolori addominali, prurito ed arrossamento della cute, gonfiore allo stomaco,diarrea, nausea, tutti sintomi che si riscontrano in entrambi i problemi.

Comunque i sintomi che si manifestano a seguito di un'allergia possono essere maggiori rispetto agli stessi che avvengono in un'intolleranza.

Le allergie possono sfociare anche in problemi respiratori, cardiorespiratori, fino alla forma più grave di shock anafilattico che, se non soccorso subito con farmaci specifici, può provocare coma e anche morte.

Ricordo che a volte si possono verificare forme di intolleranza alimentare che possono essere confuse con un'allergia, perché caratterizzate da elementi che si ritrovano in entrambi i tipi di disturbi.

Per questo motivo, si parla di *"pseudo-allergie"*, problematiche inserite nella categoria delle intolleranze farmacologiche, sono in realtà intolleranze definite come una sorta di allergia causata dalla produzione di istamina in seguito all'ingestione di un cibo come, ad esempio, pomodori, crostacei, pesce in scatola o cioccolato, tutti cibi definiti **"sostanze istamino-liberatrici"**.

Se si elimina completamente quel determinato cibo dalla dieta di un soggetto allergico, esso non avrà più nessun tipo di manifestazione. In questo caso si parla di **dieta di esclusione.**

L' intollerante, invece, può comunque continuare ad assumere quel determinato cibo ma a piccole dosi.

A volte si suggerisce di astenersene totalmente per brevi periodi, in modo da ricostruire il patrimonio enzimatico necessario alla digestione dell'alimento stesso.

ALLERGIE	INTOLLERANZE
Reazione non di tipo tossico, esagerata e violenta	Reazione di tipo tossico
Coinvolto il sistema anticorpale	Non dà luogo a risposta immunitaria
Indipendente dalla dose	Dipendente dalla dose
Classificazione: allergie IgE-mediate ed IgE-non mediate.	Classificazione: intolleranze enzimatiche e farmacologiche
Causa: il sistema immunitario produce anticorpi contro le proteine del cibo con un potenziale pericolo anche grave	Causa: la carenza dell'enzima impedisce la digestione del cibo.
Sintomi: dolori addominali, diarrea, nausea, gonfiore allo stomaco, prurito ed arrossamento della cute, difficoltà respiratorie, cardiorespiratorie, shock anafilattico.	Sintomi: dolori addominali, diarrea, nausea, gonfiore allo stomaco, prurito ed arrossamento della cute.
Rimedio: eliminazione totale di quel cibo dalla dieta.	Rimedio: assunzione di quel cibo in piccole dosi

Alcune persone provengono da famiglie in cui le allergie sono comuni, anche se non necessariamente allergie alimentari, ma forse raffreddore da fieno, asma o orticaria.

Quando entrambi i genitori sono allergici, è più probabile soffrire di allergie alimentari che se ne soffre solo uno.

Va sottolineato come individui sensibilizzati per alcuni alimenti presentino spesso reazioni crociate verso altri cibi strettamente correlati.

Dal punto di vista pratico il paziente con **allergia alimentare** deve conoscere il gruppo di appartenenza dell'alimento al quale è allergico ed usare cautela quando mangia per la prima volta un altro alimento dello stesso gruppo.

Tra gli altri, viene utilizzato il Prick Test utile a svelare eventuali allergie (ad alimenti o a inalanti) e in particolare per dimostrare la presenza di IgE specifiche per un certo allergene.

In base alla sintomatologia del paziente, soprattutto se questo ha sintomi respiratori, sarebbe utile testare i seguenti allergeni:

-acari della polvere

-graminacee

-parietaria (specie se risiede al sud)

-olivo

-epitelio di gatto (anche se non è presente il gatto

in casa, in quanto il pelo del gatto è ubiquitario)

Per i pazienti con allergie alimentari:

-latte e frazioni

-uovo

-pesce

-arachidi

Esistono naturalmente anche altre metodiche per accertare le allergie, ma si tratta sempre di decisioni che devono essere prese consultando un medico.

COME FUNZIONANO LE ALLERGIE ALIMENTARI

Le allergie alimentari coinvolgono due parti del sistema immunitario.

Uno è l'immunoglobulina E (IgE), un tipo di proteina chiamata anticorpo che si muove attraverso il **sangue**.

L'altro sono i mastociti, che si trovano in tutti i tessuti del corpo, ma soprattutto in luoghi come il naso, la gola, i polmoni, **la pelle** e il tratto digestivo.

La prima volta che si mangia un alimento cui si è allergici, alcune cellule producono molte IgE per la parte del cibo che scatena l'allergia, chiamata allergene.

Le IgE vengono rilasciate e si attaccano alla superficie dei mastociti.

Non ci sarà ancora la reazione, ma ci si sta preparando per una.

La prossima volta che si mangia quel cibo, l'allergene interagisce con quell'IgE e attiva i mastociti a rilasciare sostanze **chimiche come l' istamina** .

A seconda del tessuto in cui si trovano, queste sostanze chimiche, causeranno vari sintomi.

E poiché alcuni allergeni alimentari non vengono

scomposti dal calore della cottura o dagli acidi dello stomaco o dagli enzimi che digeriscono il cibo, possono entrare nel flusso sanguigno.

Da lì, possono viaggiare e causare reazioni allergiche in tutto il corpo.

Il processo di digestione influisce sui tempi e sul luogo.

Si può sentire prurito in bocca. In tal caso si possono avere sintomi come vomito, diarrea o mal di pancia.

Gli allergeni alimentari nel sangue possono causare un calo della pressione sanguigna.

Quando raggiungono la pelle, possono scatenare orticaria o eczema.

Nei polmoni, possono causare respiro sibilante.

Tutto questo avviene in pochi minuti fino ad un'ora.

QUALI SONO LE ALLERGIE ALIMENTARI PIÙ COMUNI?

Negli adulti, troviamo:

-Arachidi

-Frutta a guscio, come le noci

-Crostacei, tra cui gamberi, gamberi, aragoste e granchi

Per i bambini, gli allergeni alimentari che più spesso causano problemi sono:

-Uova

-Latte

-Arachidi

Gli adulti di solito non perdono le loro allergie, ma a volte i bambini lo fanno.

È più probabile che i bambini superino le allergie al latte, alle uova e alla soia piuttosto che alle arachidi, al pesce e ai gamberetti.

Gli alimenti a cui si reagisce sono spesso quelli che mangiati regolarmente.

In Giappone, ad esempio, si trova l'allergia al riso.

In Scandinavia, l'allergia al merluzzo è comune.

REATTIVITÀ CROCIATA E SINDROME ALLERGICA ORALE

Quando si ha una reazione allergica pericolosa per la vita a un determinato alimento, il medico probabilmente consiglierà di evitare anche cibi simili.

Ad esempio, se si reagisce ai gamberi, probabilmente si è allergici ad altri crostacei come granchi, e aragoste. Questa è chiamata reattività incrociata.

Un altro esempio di reattività crociata è la sindrome da allergia orale.

Succede nelle persone che sono molto sensibili all'ambrosia.

Durante la stagione dell'ambrosia, quando provano a mangiare i meloni le loro bocche possono prudere.

Allo stesso modo, le persone che hanno una grave allergia al polline di betulla possono anche reagire alle bucce di mela.

ALLERGIA ALIMENTARE
INDOTTA DALL'ESERCIZIO

Almeno un tipo di allergia alimentare ha bisogno di più del semplice consumo dell'allergene per provocare una reazione.

Se si ha un'allergia alimentare indotta dall'esercizio, non ci sarà una reazione a meno che non si faccia qualcosa di fisicamente attivo.

Man mano che la temperatura corporea aumenta, inizierà a prudere, vertigini e si potrebbe avere orticaria o persino anafilassi .

Fortunatamente, la cura è semplice: non mangiare quel cibo per un paio d'ore prima di allenarsi.

È DAVVERO UN'ALLERGIA
ALIMENTARE?

Una diagnosi differenziale è il processo per distinguere tra un'allergia alimentare, un'intolleranza alimentare e altre malattie.

Quando si pensa di avere un'allergia alimentare, si devono considerare un elenco di altre cose che potrebbero causare sintomi simili ed essere confuse con un'allergia alimentare.

Questi includono:

-Avvelenamento del cibo

-Tossicità dell'istamina

-Additivi alimentari, inclusi solfiti, glutammato monosodico e coloranti

-Intolleranza al lattosio

-Intolleranza al glutine

-Altre malattie

-Stimoli psicologici

Gli alimenti possono essere contaminati da batteri e tossine.

La carne contaminata a volte imita un'allergia alimentare quando in realtà è un tipo di intossicazione alimentare.

L'istamina può raggiungere livelli elevati nel formaggio, in alcuni vini e in alcuni tipi di pesce, in particolare tonno e sgombro, se non è stato refrigerato correttamente.

Quando si mangiano cibi con molta istamina, si può avere una reazione che sembra una reazione allergica. *Si chiama tossicità da istamina.*

I solfiti vengono prodotti naturalmente durante la fermentazione del vino e vengono aggiunti ad altri alimenti per migliorare la freschezza o prevenire la crescita di muffe.

Alte concentrazioni di solfiti possono creare problemi

alle persone con asma grave.

Emettono un gas chiamato anidride solforosa, che la persona respira mentre mangia il cibo.

Questo irrita i polmoni e può scatenare unattacco d'asma.

Ecco perché la FDA ha vietato i solfiti come conservanti spray per frutta e verdura fresca.

Ma i solfiti sono ancora usati in alcuni alimenti.

Il glutammato monosodico (MSG) si trova naturalmente negli alimenti tra cui pomodori, formaggio e funghi.

Viene aggiunto ad altri per aumentare il sapore.

Se consumato in grandi quantità, può causare vampate di calore, calore, mal di testa, pressione sul viso, dolore toracico o sensazione di distacco.

Il colorante giallo numero 5 può causare orticaria, anche se è raro.

L'intolleranza al lattosio, l'intolleranza alimentare più comune, colpisce almeno 1 persona su 10.

La lattasi è un enzima nel rivestimento dell'intestino.

Rompe il lattosio, un tipo di zucchero nel latte e altri prodotti lattiero-caseari.

Se non si ha abbastanza lattasi, non si può digerire il lattosio.

Invece, i batteri mangiano il lattosio, che crea gas e si può avere gonfiore, mal di stomaco e diarrea. Il laboratorio può misurare la risposta del corpo al lattosio testando campioni di sangue.

L'intolleranza al glutine non è la stessa cosa della celiachia.

La celiachia, di cui si parla più in dettaglio successivamente, è causata da una risposta immunitaria anormale al glutine, una proteina presente nel grano e in alcuni altri cereali.

L'intolleranza al glutine, d'altra parte, riguarda il modo in cui il sistema digestivo gestisce il glutine. Entrambi sono diversi dalle allergie alimentari.

Diverse altre malattie condividono i sintomi con le allergie alimentari, tra cui ulcere e tumori dell'apparato digerente.

Questi possono portare a vomito , diarrea o dolori crampi che peggiorano quando si mangia.

Alcune persone possono avere un'intolleranza alimentare con un fattore scatenante psicologico.

Un evento spiacevole, spesso durante l'infanzia, legato al consumo di un particolare alimento può provocare un'ondata di sensazioni spiacevoli quando si mangia quel cibo in seguito, anche da adulto.

DIAGNOSI DI ALLERGIE ALIMENTARI

Nell'anamnesi si pongono domande dettagliate come:
-La reazione si è manifestata rapidamente, entro un'ora

dal consumo del cibo?

-Qualcun altro si è ammalato?

-Quanto hai mangiato prima che iniziasse la reazione?

-Come veniva preparato il cibo?

-Hai mangiato qualcos'altro allo stesso tempo?

-Hai preso un antistaminico o hai fatto qualcos'altro? Ha aiutato?

-Succede sempre quando mangi quel cibo?

Questi aiutano il medico a capire cosa sta succedendo e potrebbero indicare un'altra spiegazione.

Ad esempio, se mangiassi pesce contaminato dall'istamina, anche tutti quelli che mangiavano lo stesso pesce si sarebbero ammalati.

Alcune persone avranno una violenta reazione allergica solo al pesce crudo o poco cotto perché il calore distrugge gli allergeni a cui sono sensibili.

Oppure altri alimenti nel pasto possono ritardare la digestione, quindi la reazione allergica inizia più tardi.

Il medico potrebbe chiedere di tenere un diario alimentare, un registro di ogni pasto e di qualsiasi reazione si verifichi.

Questo fornisce più dettagli per cercare i modelli.

Si potrebbe capire che la gravità della reazione è correlata alla quantità di cibo mangiato.

Il passo successivo potrebbe essere una dieta di

eliminazione, che si fa con consulenza medica iniziando non mangiando un alimento sospetto, come le uova.

Se i sintomi scompaiono, ciò suggerisce fortemente un'allergia.

Quindi provando a mangiare di nuovo quel cibo, se i sintomi si ripresentano, il fatto conferma la diagnosi.

TEST PER LE ALLERGIE ALIMENTARI

Se il medico ritiene che sia probabile un'allergia alimentare specifica, è possibile sottoporsi a test per misurare la risposta allergica.

Uno di questi è un test di perforazione da graffio. Il medico o il tecnico mette una goccia di una soluzione preparata con il cibo sull'avambraccio o sulla schiena. Quindi pungono la pelle con un ago attraverso la goccia e controllano il gonfiore o il rossore.

I test cutanei sono rapidi, semplici e relativamente sicuri.

Ma gli esperti non raccomandano di fare una diagnosi basata solo su un test cutaneo.

Il tuo test cutaneo può mostrare un'allergia a un alimento senza che tu abbia reazioni allergiche quando mangi quel cibo.

Quindi il tuo medico diagnosticherà un'allergia alimentare solo quando avrai un test cutaneo positivo e una storia di reazioni allo stesso cibo.

Per chi è estremamente allergico e ha reazioni gravi, il test cutaneo potrebbe essere pericoloso. Inoltre, non può essere fatto se si ha un grave eczema.

Invece, il medico può utilizzare esami del sangue come RAST ed ELISA che misurano la quantità di IgE specifiche per alimenti .

Questi test possono costare di più e i risultati richiedono più tempo. Ancora una volta, un risultato positivo non significa necessariamente che si ha un'allergia alimentare.

Una sfida alimentare, o test di alimentazione, è un altro modo per confermare o escludere un'allergia.

È fatta con il medico presente. Si mangiano piccole porzioni di cibo ogni 15-30 minuti che contengono quantità crescenti dell'allergene sospetto fino a quando non si ha una reazione o si mangia una porzione di un pasto.

In un test "in doppio cieco", né il soggetto né il medico sanno se ciò che si sta mangiando contiene l'allergene.

Questo tipo di test è in realtà più comune quando il medico ritiene che la reazione *non provenga* da un alimento specifico.

Il test può fornire prove per cercare altrove per trovare la vera causa della reazione.

Naturalmente, le persone con reazioni gravi non

possono fare test alimentari ed è difficile testare più di un'allergia alimentare contemporaneamente.

È anche costoso perché richiede molto tempo.

Modi non provati per diagnosticare le allergie alimentari

Alcune tecniche non possono identificare efficacemente le allergie alimentari. Questi includono:

Test di citotossicità. Un allergene alimentare viene aggiunto al campione di sangue. Un tecnico quindi controlla il campione al microscopio per vedere se i globuli bianchi nel sangue "*muoiono*".

Sfida provocatoria sublinguale o sottocutanea. È simile a un test cutaneo, ma il campione di allergene alimentare passa sotto la **lingua** o viene iniettato sotto la pelle.

Saggio immunocomplesso. Questo esame del sangue cerca gruppi di determinati **anticorpi** legati all'allergene alimentare.

Ma questi ammassi normalmente si formano come parte della digestione del cibo e tutti, se testati con una misurazione sufficientemente sensibile, li hanno.

Saggio della sottoclasse di IgG . Questo esame del sangue cerca specificamente alcuni tipi di anticorpi IgG , ma fanno parte di una normale risposta immunitaria.

Trattamento per le allergie alimentari

Il modo principale per affrontare le allergie alimentari è evitarle.

Per le persone altamente allergiche, anche piccole quantità di un allergene (appena 1/44.000 di un nocciolo di arachidi) possono scatenare una reazione.

Le persone meno sensibili possono essere in grado di avere piccole quantità di un alimento a cui sono allergiche.

Una volta identificato il cibo, meglio smettere di mangiarlo.

Ciò potrebbe significare leggere elenchi di ingredienti lunghi e dettagliati perché molti alimenti che scatenano allergie si trovano in cose in cui non ci si aspetta di trovarli.

Le arachidi, ad esempio, possono essere incluse per le proteine e le uova sono in alcuni condimenti per **insalata**.

Nei ristoranti, potrebbe essere necessario chiedere informazioni sugli ingredienti che si trovano in piatti specifici o in cucina.

Anche le persone molto attente possono commettere un errore, quindi se si soffre di gravi allergie alimentari, si deve essere preparati a trattare un'esposizione accidentale.

I genitori e gli operatori sanitari dovrebbero proteggere

i bambini dai loro cibi scatenanti e sapere cosa fare se il bambino ne mangia uno.

Le scuole dovrebbero disporre di piani per affrontare qualsiasi emergenza correlata.

I farmaci possono aiutare ad alleviare i sintomi di allergia alimentare che non fanno parte di una reazione anafilattica:

-Antistaminici per problemi digestivi, orticaria, starnuti e naso che cola

-Broncodilatatori per vie aeree strette o sintomi simili all'asma

Ma questi non impediranno una reazione allergica se si prendono prima di mangiare il cibo. Nessun farmaco può.

Una ricerca del National Institutes of Health ha rilevato che l'immunoterapia orale con arachidi a bambini di età compresa tra 1 e 3 anni che erano altamente allergici alle arachidi è stata in grado di desensibilizzare in modo sicuro la maggior parte di loro alle arachidi e ha indotto la remissione dell'allergia alle arachidi in un quinto di loro.

Le allergie al latte e alla soia sono particolarmente comuni nei neonati e nei bambini piccoli, probabilmente perché i loro sistemi immunitario e digestivo sono ancora in via di sviluppo. Queste allergie possono comparire entro pochi giorni o mesi dalla nascita.

Potrebbero non presentarsi come orticaria e **asma** ma piuttosto portare acoliche e forse sangue nelle feci o scarsa crescita.

Questo tipo di allergia tende a scomparire nel giro di pochi anni.

Problemi erroneamente collegati alle allergie alimentari

Sebbene alcune persone pensino che alcune malattie possano essere causate da allergie alimentari, le prove non supportano tali affermazioni. Le istamine nel formaggio o nel vino rosso, ad esempio, possono scatenare l'emicrania.

Ma non possiamo dire che le allergie alimentari *causino effettivamente emicrania.*

Artrite reumatoide e artrosi non sono aggravate dagli alimenti. Le allergie alimentari non causano la "sindrome da affaticamento da tensione allergica", in cui le persone si stancano, si innervosiscono e possono avere problemi di concentrazione o mal di testa.

L'allergia cerebrale è un termine che descrive quando i mastociti stanno presumibilmente rilasciando le loro sostanze chimiche nel **cervello**- e in nessun'altra parte del corpo - causando problemi di concentrazione e mal di testa.

La maggior parte dei medici non riconosce l'allergia cerebrale come un disturbo.

Anche quando l'ambiente circostante è molto pulito, alcune persone hanno molte lamentele generali come problemi di concentrazione, affaticamento o **depressione**.

Le malattie ambientali possono essere il risultato di piccole quantità di allergeni o tossine, ma non di allergie alimentari.

I ricercatori hanno scoperto che l'iperattività nei bambini può essere correlata agli addittivi alimentari, ma solo occasionalmente e solo quando il bambino ne ha assunti molti.

Un'allergia alimentare non influirà direttamente sul comportamento di un bambino, anche se i suoi sintomi potrebbero renderlo irritabile e difficile, e i farmaci per l'allergia possono renderlo assonnato.

Vediamo adesso vari tipi di reazioni specifiche.

CELIACHIA

La celiachia è una reazione avversa di tipo allergico, permanente, al glutine, una sostanza proteica che si ritrova in molte graminacee alimentari come: avena, frumento, farro, kamut, orzo, segale, spelta e triticale.

In questo capitolo ho cercato dui sintetizzare ciò che serve sapere.

In particolare tratto i seguenti argomenti:

-Quanti sarebbero i celiaci?

-Quale è la cura?

-Quali sono gli alimenti da eliminare?

-Attenzione alle componenti parziali.

QUANTI SAREBBERO I CELIACI?

In Italia si stima che sia presente in un soggetto ogni 100/150 persone.

Questo farebbe un totale di circa 400 mila celiaci in Italia, anche se ne sono stati diagnosticati solo 85 mila.

QUALE È LA CURA?

La cura consiste in una alimentazione che escluda dalla dieta alcuni degli alimenti più comuni, quali pane, pasta, biscotti e pizza.

E' però necessario che questa esclusione sia assoluta, fatto che richiede un forte impegno di educazione alimentare.

Quali sono gli alimenti da eliminare?

Escludere dalla propria alimentazione tutti gli alimenti "*proibiti*" non è però una garanzia di una alimentazione corretta, dato che il celiaco può commettere errori alimentari come tutte le altre persone.

Sarà quindi indispensabile seguire una alimentazione bilanciata consumando la corretta proporzione di carboidrati, proteine e grassi.

Dovranno quindi essere eliminati completamente i seguenti alimenti :

Frumento (grano), segale, orzo, avena, farro, spelta, kamut, triticale, monococco

Farine, amidi, semola, semolini, creme e fiocchi dei cereali vietati

Paste, paste ripiene, gnocchi di patate, gnocchi alla romana, pizzoccheri preparati con i cereali vietati

Pane, pancarrè, pan grattato, focaccia, pizza, piadine, panzerotti, grissini, cracker, fette biscottate, taralli, crostini,salatini, cracotte, crepes preparati con i cereali vietati

Germe di grano

Couscous (da cereali vietati), tabulè, bulgur

(boulgourburghul), seitan, frik, cracked grano, greunkern, greis

Crusca dei cereali vietati

Malto dei cereali vietati

Muesli, porridge

Polenta taragna (se la farina di grano saraceno è miscelata con farina di grano)

Questi alimenti, tutti carboidrati ad elevato indice glicemico, rientrano già tra quelli da consumare con molta moderazione e non sarà quindi difficile eliminarli completamente.

Attenzione alle componenti parziali.

Un poco più complicato sarà invece eliminare quegli alimenti in cui le farine delle varie graminacee vietate sono presenti come componente parziale.

Si tratta, ad esempio, di minestroni, zuppe, ecc. contenenti cereali vietati, ma anche verdure impanate, infarinate, in pastella con ingredienti vietati, frutta disidratata infarinata (fichi secchi, ecc.), caffè solubile o surrogati del caffè contenenti orzo o malto, bevande contenenti malto, orzo, segale (orzo solubile e prodotti analoghi), bevande all'avena, birra da malto d'orzo e/o di frumento, cioccolato con cereali, torte, biscotti e dolci preparati con farine vietate e/o ingredienti non idonei, besciamella, lievito naturale o lievito madre o lievito acido, seitan.

Si tratta in questi casi di stare particolarmente attenti o di rivolgersi a prodotti appositamente studiati per i celiaci.

ALLERGIA AL NICHEL

Capita sempre più spesso che molte persone scoprano di essere allergiche al Nichel (Ni), elemento ferromagnetico conosciuto ed utilizzato fino dall' antichità.

Premesso che l'allergia a questo metallo può essere accertata tramite apposito esame da eseguire in laboratorio d'analisi attrezzato, va anche detto che molto speso le persone finiscono con l'accorgersi da sole di questa allergia, quando è da contatto, per le reazioni cutanee cui vanno incontro ad esempio indossando bigiotteria che spesso contiene nichel.

Questa reazione non significa, però, che ci sia necessariamente anche una allergia alimentare, anche se potrebbe essere un motivo per sospettarlo.

L'intensità delle reazioni all'interno della popolazione considerata allergica (le statistiche parlano di un'incidenza intorno al 10%), è comunque variabile in funzione del grado di allergia al nichel.

In breve, il sistema immunitario degli individui allergici reagisce al nichel – anche in base a fattori genetici che giustificano un certo grado di familiarità per la patologia – scatenando una reazione più o meno severa.

Il metallo viene infatti riconosciuto come un qualche

cosa di estraneo, come può succedere con una scheggia o con un microrganismo patogeno e, come tale, viene attaccato tramite una reazione infiammatoria caratterizzata dal forte rilascio di istamina da parte dei mastociti.

Per accertare l'allergia viene utilizzato il Patch Test: sulla parte alta del dorso del paziente si applicano dei piccoli cerotti contenenti dosi molto ridotte delle sostanze allergeniche sospette.

A distanza di 48-72 ore si valuta la reazione cutanea locale; se la rimozione del cerottino contenente nichel lascia sotto di sé una chiazzetta di cute infiammata, la diagnosi di allergia al nichel è positiva.

Naturalmente, prima di prendere iniziative che possono essere semplicemente immotivate, se si hanno solo dei sospetti è bene rivolgersi al proprio medico che deciderà il da farsi.

Di seguito alcune precauzioni da prendere se questa allergia venisse effettivamente accertata.

ALIMENTI PERMESSI.

Pollame ed ogni tipo di carne, pesce (ad esclusione delle aringhe), uova, latte, burro, margarina, formaggi, una patata (grandezza media) al giorno.

Sono permesse piccole quantità di: cavolfiore, cavolo, lattuga, carote, riso raffinato, farina (non di grano tenero), marmellata, vino, birra, caffè, frutta fresca escluse le pere.

ALIMENTI PROIBITI.

Cibi in scatola, aringhe, ostriche, fagioli, asparagi, cipolle, spinaci, pomodori, piselli, funghi, granturco, farina di grano intero, pere sia fresche che cotte, rabarbaro, thè, cacao, cioccolato, lievito in polvere, noccioline.

Ricordare che il nichel è usato come catalizzatore per la produzione di acidi grassi idrogenati, comunemente usati nei cibi che si comprano nei Fast Food e si trovano molto spesso in snack e merendine confezionate, che sono quindi da evitare assolutamente.

ALIMENTI DI CUI È CONSENTITO
UN CONSUMO LIMITATO.

Formaggi fermentati, bevande fermentate, crauti, insaccati, di maiale, e di bue, fegato di maiale, tonno, bottarga ed alici in scatola, carni, pesce surgelato fresco, crostacei e frutti di mare.

INOLTRE

Evitare cibi in scatola, l'uso di pentole smaltate, in teflon o alluminio: usare esclusivamente vetro o acciaio inox al 100% che non creano problemi di allergie.

In chi è allergico al nichel con dermatite in atto

o con orticaria, l'assunzione con gli alimenti di questa sostanza può aggravare la dermatite o essere responsabile dell'orticaria.

Ricordarsi che il nichel è uno dei metalli più comuni nell'ambiente: è normalmente presente nell'abbigliamento (cerniere lampo, asole...), oggetti di bigiotteria, bracciali, casse dì orologio, chiavi, accendini, parti metalliche degli occhiali, monete, targhette di identificazione, manici degli ombrelli, utensili da cucina, forbici, aghi e ditali, fermacarte, sedie di metallo, maniglie di porte, rubinetti, contenitori metallici dei rossetti, strumenti medici ed odontoiatrici, fibbie dì valigie, cinturini degli orologi, fili elettrici.

Sarebbe utile ed importante sostituire questi oggetti con analoghi oggetti in plastica, velcro, metalli nobili, ricordando però che l'argento, l'oro bianco, l'oro giallo a 14 carati e il platino possono contenere nichel in percentuali variabili a seconda della purezza della lega.

Il nichel può essere contenuto in molti oggetti sottoposti a cromatura, è anche presente nei coloranti per oggetti di vetro, stoviglie di terracotta e porcellana.

Il nichel è utilizzato come mordente nei processi di tintura e stampa di tessuti e carta da parati, nei liquidi e nelle matrici per fotocopiatrici.

Negli agenti candeggianti, nei detergenti e nelle tinture

per capelli; nei colori, smalti e nei prodotti da oli minerali, nei fertilizzanti chimici, nel cemento e nei cosmetici per gli occhi.

ALLERGIA AI LATTICINI VS INTOLLERANZA AL LATTOSIO: QUAL È LA DIFFERENZA?

Il latte è un alimento altamente nutriente che ha nutrito gli esseri umani sin dall' addomesticamento dei ruminanti oltre 10.000 anni fa. Probabilmente qui però è l'origine di questi problemi.[3]

Tuttavia, non tutti possono godere della grande varietà di latticini a causa dell'intolleranza al lattosio o dell' allergia al latte.

Nonostante siano condizioni diverse, sono spesso confuse, il che potrebbe comportare inutili restrizioni dietetiche.

Vediamo le principali differenze.

INTOLLERANZA AL LATTOSIO

L'intolleranza al lattosio si verifica perché il corpo non è in grado di digerire il lattosio quando consuma alimenti contenenti lattosio come i latticini [4],[5].

Il lattosio è il principale carboidrato nel latte di mucca e, quindi, il principale carboidrato nella dieta di un bambino.

Tuttavia, man mano che i bambini crescono e consumano meno latte e latticini, così come l'enzima necessario per digerire il lattosio [6],[7].

Il corpo ha bisogno dell'enzima lattasi per digerire e assorbire il lattosio nell'intestino tenue per scomporlo in glucosio e galattosio.

Una ridotta attività della lattasi nell'orletto a spazzola dell'intestino tenue, nota anche come carenza di lattasi, porta all'intolleranza al lattosio, una delle più comuni intolleranze alimentari [8].

TIPI DI CARENZA DI LATTASI

Esistono quattro diversi tipi di carenza di lattasi che portano all'intolleranza al lattosio [9],[10]:

Carenza primaria di lattasi: il tipo più comune presente nel 70-75% della popolazione adulta mondiale. Si chiama anche non persistenza della lattasi ed è geneticamente determinata.

In questo caso, la produzione di lattasi diminuisce bruscamente a circa due anni e le persone possono manifestare sintomi fino alla tarda adolescenza o all'età adulta.

Deficit secondario di lattasi: una condizione transitoria che deriva da una lesione dell'intestino tenue dovuta a infezioni, allergie alimentari o malattie come Chron o celiachia.

Trattare la causa di solito migliora la tolleranza al lattosio.

Deficit di sviluppo della lattasi: comune nei neonati prematuri perché le cellule che esprimono la lattasi nell'intestino tenue si sviluppano più tardi nel terzo trimestre. Dura per un breve periodo dopo la loro nascita.

Deficit congenito di lattasi: una condizione ereditaria estremamente rara in cui l'intestino tenue produce poco o nessun enzima lattasi dalla nascita.

Quindi la maggior parte della popolazione adulta globale è intollerante al lattosio dopo l'infanzia e solo alcuni hanno sviluppato la persistenza della lattasi, in cui la produzione di lattasi continua nell'età adulta [11].

La ricerca suggerisce che la maggior parte delle persone con intolleranza al lattosio può tollerare una certa quantità di lattosio con sintomi minimi o assenti.

Le prove dimostrano che possono ingerire fino a 12 grammi di lattosio in una singola dose, la quantità che si trova in 1 tazza (240 ml) di latte.

Tuttavia, tale importo varia considerevolmente [12].

Pertanto, il trattamento dell'intolleranza al lattosio si concentra principalmente sulla riduzione del lattosio nella dieta piuttosto che sulla sua eliminazione.

ALLERGIA AI LATTICINI

L'allergia ai latticini o allergia al latte vaccino è una delle allergie alimentari più comuni.

È anche tra le cause più comuni di anafilassi indotta da allergia, insieme alle allergie alle arachidi e alle noci [13], [14],[15].

È una reazione immuno-mediata alle proteine del latte vaccino.

Ciò significa che il sistema immunitario del corpo reagisce a una specifica proteina nel latte e innesca una risposta immunitaria che cerca di neutralizzare la proteina scatenante, che il corpo percepisce come pericolosa.

Il sistema immunitario la riconosce e risponde nuovamente rilasciando sostanze chimiche note come mediatori immunitari, portando alla comparsa dei sintomi dell'allergia al latte vaccino [16].

È principalmente una malattia della prima infanzia che si sviluppa durante il primo anno di vita e spesso regredisce all'età di sei anni[17].

La maggior parte dei bambini con allergia al latte vaccino reagisce sia alla caseina che al siero di latte, due delle principali proteine presenti nel latte.

Il trattamento consiste in una dieta priva di latte vaccino.

Poiché le proteine del latte vaccino possono passare attraverso il latte materno, potrebbe anche essere necessario evitare i latticini se stai allattando [18],[19].

SINTOMI

Sia l'intolleranza al lattosio che l'allergia al latte vaccino possono portare a diversi sintomi digestivi e non digestivi.

Sebbene condividano alcuni sintomi, altri sono caratteristici solo dell'uno o dell'altro.

I sintomi dell'intolleranza al lattosio si verificano a causa della fermentazione batterica del lattosio non digerito nel colon, che porta principalmente a sintomi digestivi da 30 minuti a 2 ore dopo il consumo [20],[21].

Al contrario, i sintomi dell'allergia al latte vaccino variano a seconda che siano IgE o non IgE mediati [22],[23],[24].

Sintomi IgE -mediati : chiamati anche sintomi a rapida insorgenza, si verificano entro pochi minuti dall'ingestione e di solito mostrano reazioni cutanee e respiratorie e, se gravi, anafilassi.

Non IgE -mediati: i sintomi a lenta insorgenza sono prevalentemente reazioni ritardate e spesso coinvolgono la pelle e il tratto digerente.

SINTOMI CONDIVISI

Entrambe le condizioni condividono vari sintomi digestivi, che è molto probabilmente il motivo per cui le persone confondono i due. Includono [25]:

-nausea

-dolore addominale

-diarrea

Sintomi di intolleranza al lattosio

Oltre a quelli sopra menzionati, altri sintomi digestivi causati dall'intolleranza al lattosio includono flatulenza, costipazione, borborigmo o brontolio allo stomaco e gonfiore.

Tuttavia, l'intolleranza al lattosio può anche portare a sintomi non digestivi fino al 20% delle persone, tra cui mal di testa, vertigini o vertigini, perdita di memoria, perdita di concentrazione, dolori muscolari e articolari, ulcere della bocca, stanchezza e lentezza [26].

Sintomi di allergia al latte vaccino

I sintomi esclusivi dell'allergia al latte vaccino colpiscono principalmente il sistema respiratorio e la pelle.

Alcuni dei più comuni includono orticaria, respiro sibilante, prurito intorno alla bocca, gonfiore delle labbra, della lingua o della gola, mancanza di respiro e vomito [27].

Inoltre, casi gravi possono portare ad anafilassi, un'emergenza medica che potrebbe essere fatale se non trattata in quanto potrebbe causare la chiusura delle vie respiratorie o l'abbassamento della pressione sanguigna.

FATTORI DI RISCHIO

Alcuni fattori di rischio possono aumentare le possibilità di sviluppare intolleranza al lattosio o allergia al latte vaccino.

Fattori di rischio per l'intolleranza al lattosio

La maggior parte degli esseri umani di solito smette di produrre lattasi con l'età e solo pochi possono continuare a digerire il lattosio per tutta la vita [28].

Tuttavia, la distribuzione globale e l'età in cui la lattasi inizia a diminuire possono variare a seconda dell'etnia.

Le prove sulla proporzione e l'insorgenza dell'intolleranza al lattosio nel mondo suggeriscono che potrebbe essere presente in :

-oltre il 50% delle persone in Sud America, Africa e Asia

-fino al 100% delle persone nei paesi asiatici

-bambini di origine africana, asiatica o ispanica, i cui sintomi possono iniziare tra i 2 e i 3 anni di età

-bambini di origine europea e americana, i cui sintomi possono comparire tra i 5 e i 6 anni o durante l'adolescenza

Al contrario, la frequenza del tratto di persistenza della lattasi è maggiore nelle popolazioni del nord Europa [29].

Fattori di rischio per l'allergia al latte vaccino

A differenza dell'intolleranza al lattosio, l'allergia al latte vaccino spesso scompare intorno ai 6 anni. Pertanto, è in gran parte limitata ai bambini, colpendo circa l'1-2% dei neonati.

Tuttavia, gli studi hanno dimostrato che i bambini maschi con altre allergie, come allergia alimentari multiple, asma, dermatite atopica e rinite allergica, hanno il doppio delle probabilità di avere allergie al latte vaccino [30].

Anche l'etnia può svolgere un ruolo, con prove che suggeriscono che i bambini neri non ispanici e bianchi non ispanici hanno maggiori probabilità di sviluppare allergia al latte vaccino.

DIAGNOSI

Essendo due condizioni separate, l'intolleranza al lattosio e l'allergia al latte vaccino hanno test diagnostici diversi.

I test più comuni utilizzati per diagnosticare l'intolleranza al lattosio includono:

Breath test al lattosio (LBT): questa è la forma più

comune di diagnosi. È un test rapido e non invasivo che misura il contenuto di idrogeno nell'aria espirata dopo un carico di lattosio a dosi comprese tra 20 e 50 grammi somministrate dopo 8-12 ore di digiuno.

I livelli di idrogeno superiori a 20 parti per milione (ppm) sono considerati positivi.

Test di tolleranza al lattosio: questo esame del sangue è il secondo più comune. Misura l'aumento della glicemia dopo il consumo di lattosio.

Un mancato aumento dei livelli di zucchero nel sangue oltre 1,1-1,4 mmol /L suggerisce che il corpo non è in grado di digerire e assorbire il lattosio.

Test genetico: un test genetico identifica le variazioni genetiche associate alla persistenza e alla non persistenza della lattasi. Eppure non viene eseguita spesso a causa del suo costo elevato.

Biopsia intestinale: una biopsia intestinale misura l'attività dell'enzima lattasi nell'intestino. Inoltre, non è ampiamente utilizzato a causa del suo costo e della sua natura invasiva.

I test diagnostici primari per l'allergia al latte vaccino

includono:

Sfida alimentare orale in doppio cieco, controllata con placebo: è il test gold standard per le allergie alimentari. Un professionista lo esegue fornendo piccole dosi del cibo e aumentando gradualmente la quantità fino a quando non compaiono segni di reazione.

Test di provocazione cutanea: questo test punge la pelle con una lancetta contenente una goccia dell'allergene.

Un pomfo di almeno 3 mm più grande del controllo negativo è considerato positivo. Tuttavia, possono verificarsi falsi positivi e sono meglio valutati da un allergologo/immunologo.

IgE sieriche specifiche : questo test misura la quantità di IgE nel sangue, che provocherebbe una reazione al contatto con le proteine del latte.

Tuttavia, predice solo la probabilità di reazione, ma non è sufficiente per una diagnosi da sola perché spesso porta a falsi positivi.

ALLERGIA ALLA FRAGOLA

Mordere una fragola matura può essere un'esperienza deliziosa.

Ma se si ha un'allergia alla fragola, mangiare queste bacche rosse può causare una serie di sintomi come un'eruzione cutanea, una strana sensazione in bocca o anche una reazione più grave come anafilassi.

Se si è allergici alle fragole, meglio evitare la frutta e possibilmente frutti simili per prevenire una reazione allergica.

QUALI SONO I SINTOMI?

I sintomi di un'allergia alimentare possono svilupparsi entro pochi minuti o fino a due ore dopo aver mangiato un determinato alimento.

I sintomi di allergia alimentare includono:

-senso di costrizione alla gola

-prurito o formicolio alla bocca

-eruzioni cutanee, come orticaria o eczema

-pelle pruriginosa

-respiro sibilante

-tosse

-congestione

-nausea

-dolori di stomaco

-vomito

-diarrea

-vertigini

-stordimento

Potrebbe essere necessario trattare allergie lievi o moderate con antistaminici con prodotti da banco che però non aiuteranno in caso di una grave reazione allergica.

Una grave allergia alle fragole può provocare una reazione allergica pericolosa per la vita chiamata anafilassi.

L'anafilassi provoca la comparsa simultanea di diversi sintomi e richiede un trattamento medico di emergenza immediato.

I sintomi di una grave reazione allergica includono:

-gonfiore della lingua

-vie aeree ostruite o gonfiore alla gola

-forte calo della pressione sanguigna

-polso rapido

-vertigini

-stordimento

-perdita di conoscenza

L'anafilassi deve essere trattata con adrenalina.

Un'intolleranza può ancora coinvolgere il sistema immunitario, ma non le IgE, il tipo di anticorpo che può portare all'anafilassi.

I sintomi di un'intolleranza possono essere ritardati e possono richiedere fino a 72 ore per manifestarsi.

QUANTO È COMUNE?

Una reazione allergica alle fragole significa che hai un'allergia alimentare.

Le allergie alimentari sono piuttosto comuni. Colpiscono dal 6 all'8 percento dei bambini sotto i 3 anni e fino al 9 percento degli adulti.

Le allergie a frutta e verdura sono ancora comuni, ma si verificano meno spesso.

QUALI SONO LE CAUSE?

Le allergie alimentari si verificano quando il sistema immunitario reagisce a un alimento che abbiamo mangiato, o, nei casi più gravi, un alimento che abbiamo toccato.

Il sistema immunitario identifica erroneamente quel cibo come qualcosa di cattivo, come batteri o virus.

In risposta, il corpo crea l'istamina e la rilascia nel flusso sanguigno.

L'istamina può causare molti sintomi che variano in gravità.

Un'allergia alimentare non è la stessa cosa di un'intolleranza alimentare.

L'intolleranza alimentare non provoca una reazione allergica.

Ma un'intolleranza alimentare può causare sintomi simili a un'allergia alimentare.

L'intolleranza alimentare può verificarsi a causa di molti fattori, tra cui intossicazione alimentare o mancanza di un enzima che digerisce un determinato componente del cibo.

QUALI SONO I FATTORI DI RISCHIO?

Una storia familiare di allergie, eczema o asma aumenta le possibilità di avere un'allergia alimentare.

Puoi svilupparne uno in qualsiasi momento, anche se i bambini hanno un tasso di allergie più elevato rispetto agli adulti.

Tuttavia, i bambini a volte superano un'allergia.

L'introduzione ritardata di alimenti allergenici nei bambini di età superiore a 7,5 mesi può effettivamente aumentare il rischio di allergie alimentari.

A COS'ALTRO SI PUO'
ESSERE ALLERGICI?

Le fragole sono membri della famiglia *delle rosacee* . Altri frutti di questa famiglia includono:

pere, pesche, ciliegie, mele, lampone, more.

Chi ha un'allergia nota a un frutto in questa famiglia, potrebbe anche avere un'allergia alla fragola.

Nonostante le more appartengano alla famiglia *delle Rosacee* , non sono state segnalate reazioni incrociate note tra le allergie alla fragola e alla mora.

I lamponi contengono diversi allergeni noti e sono quindi i maggiori responsabili delle reazioni allergiche in questa famiglia di frutti.

Un esempio di allergia cross-reattiva è la sindrome allergica orale.

Alcune persone sviluppano questa condizione da bambini più grandi, adolescenti e adulti.

I sintomi includono:

-bocca pruriginosa

-gola irritata

-gonfiore dentro e intorno alla bocca e alla gola

Questa allergia è legata alle allergie ai pollini. Le fragole e altri frutti della famiglia delle *Rosacee* sono collegati alla rinite allergica da betulla (**raffreddore da fieno**).

I sintomi della sindrome allergica orale di solito si risolvono quando la frutta cruda (o la verdura che causa la sindrome allergica orale) viene ingerita o tolta dalla bocca, ma non è sempre così. Se i sintomi sono gravi o pericolosi per la vita, cercare un trattamento medico di emergenza.

Alcune persone potrebbero essere in grado di mangiare la frutta o la verdura se è cotta senza avere una reazione allergica, ma dovresti parlare con il tuo medico prima di provare questo.

CIBI DA EVITARE

Se si hanno sintomi allergici dopo aver mangiato fragole, eliminarle subito dalla dieta.

Ciò include alimenti che contengono fragole in qualsiasi forma, incluso l'aroma.

Ci potrebbe essere una reazione alle fragole anche se non sono nel cibo che si mangia.

Ad esempio, una fragola usata per decorare una fetta di torta al cioccolato può provocare una reazione allergica se si mangia la torta ma non la fragola.

ALLERGIA A CROSTACEI E MOLLUSCHI

L'allergia ai crostacei è un'allergia alimentare comune, ma potenzialmente grave. Se mangiare questi alimenti può innescare una risposta allergica che va da lieve a grave.

Un'allergia ai crostacei è separata da un'allergia al pesce. È importante evitare tutti i tipi di crostacei se c'è stata una reazione precedente.

granchio, aragosta, gamberetto

Ci possono anche esser allergie ai molluschi come polpo, totano, seppia, cozza

Questo tipo di allergia può colpire persone di tutte le età, ma è più comune negli adulti. Un'allergia ai crostacei o ai molluschi può anche svilupparsi nel tempo.

Alcune persone sono in grado di mangiare gamberi e altri tipi di molluschi per anni senza problemi, ma poi sperimentano una reazione allergica dopo aver mangiato molluschi più tardi nella vita.

Sfortunatamente, una volta che si sviluppa un'allergia di questi tipo, probabilmente resterà per il resto della vita.

Alcuni fattori aumentano il rischio di allergia ai

crostacei.

C'è un rischio maggiore se si ha una storia familiare di allergia ai crostacei.

Questa allergia è anche più comune nelle donne adulte.

Quando si verifica nei bambini, è più probabile che colpisca i ragazzi.

Sintomi

Poiché un'allergia ai crostacei può essere grave e pericolosa per la vita, è importante riconoscere i sintomi. I sintomi spesso iniziano entro pochi minuti o un'ora dal consumo di crostacei. I sintomi possono essere lievi, moderati o gravi. Per esempio:

I sintomi lievi includono:

-pelle pruriginosa

-orticaria

-labbra formicolanti

-nausea

-tosse

-naso chiuso

I sintomi moderati includono:

-respiro sibilante

-oppressione toracica

-dolore addominale

-diarrea

-vomito

Una grave reazione allergica ai crostacei è un'emergenza medica.

Questi tipi di reazioni possono causare uno shock anafilattico, che può essere una condizione pericolosa per la vita. I sintomi di anafilassi possono includere:

gonfiore della gola, che rende difficile o impossibile respirare

calo della pressione sanguigna

polso rapido

vertigini

perdita di conoscenza

COME DIAGNOSTICARE L'ALLERGIA

Si usano due test: un Prick test cutaneo o un esame del sangue.

I test aiutano anche a distinguere un'allergia alimentare da condizioni con sintomi simili, come l'avvelenamento da frutti di mare.

1. Test di provovazione cutanea. Questo test esamina la risposta del corpo a un sospetto allergene. Il medico punge la pelle con una piccola quantità di proteine del mollusco o crostaceo, di solito sull'avambraccio o sul dorso della mano. Il medico osserva la pelle per vedere se si sviluppano orticaria o protuberanze sollevate nel sito della puntura. Se si sviluppano protuberanze, ciò può indicare un'allergia a quel cibo. I risultati sono generalmente disponibili entro 15-30 minuti.

2. Analisi del sangue. Questo test valuta come il tuo sistema immunitario risponde alla proteina dei molluschi e controlla il livello di alcuni anticorpi nel flusso sanguigno.

TRATTAMENTO/PREVENZIONE DELL'ALLERGIA AI CROSTACEI

Dopo che è stata diagnosticata un'allergia ai crostacei, il miglior trattamento è evitare l'esposizione ai crostacei facendo molta attenzione quando si preparano pasti o si mangia fuori. Prendere l'abitudine regolare di leggere le etichette degli alimenti ed evitare gli alimenti che contengono crostacei.

Alcuni alimenti contengono prodotti a base di crostacei, come brodo di pesce e aromi artificiali di frutti di mare.

È anche possibile avere una reazione allergica dopo aver maneggiato i crostacei o aver inalato il vapore della cottura dei crostacei.

Informare i preparatori della allergia, dato che si può avere una reazione allergica se il pasto viene preparato nella stessa cucina dei pasti contenenti crostacei a causa della contaminazione incrociata, magari per contatto con la stessa griglia o con utensili usati per preparare piatti a base di crostacei.

Con una reazione allergica lieve o moderata, l'assunzione di antistaminici da banco può ridurre i sintomi.

Nel caso di una reazione allergica moderata o grave ai crostacei, un'epinefrina iniettabile (EpiPen) può invertire i sintomi di una reazione aprendo le vie respiratorie e stabilizzando la pressione sanguigna.

CONCLUSIONE

Come altri tipi di allergie alimentari, un'allergia ai crostacei e/o molluschi non dovrebbe essere presa alla leggera.

Anche se in passato si sono avute solo reazioni lievi, assicurarsi di evitare il contatto con i crostacei perché l'allergia potrebbe peggiorare e diventare pericolosa per la vita con l'avanzare dell'età.

ALLERGIA ALLA PERA

Le reazioni allergiche alle pere possono essere scatenate dalla presenza di una quantità molto piccola del frutto.

Le reazioni possono variare in gravità. I sintomi includono:

-gonfiore del viso, della lingua, delle labbra o della gola

-prurito della pelle, inclusi orticaria e sfoghi di eczema

-prurito o formicolio in bocca

-respiro sibilante, congestione sinusale o difficoltà respiratorie

-nausea o vomito

-diarrea

Le persone con gravi allergie alla pera possono anche avere una reazione nota come anafilassi, che può essere pericolosa per la vita.

POTREBBE SERVIRE UN INTERVENTO CON UNO DEI SEGUENTI SINTOMI:

restringimento delle vie respiratorie

gonfiore della gola o della lingua al punto che è -difficile respirare

-polso debole e rapido

-grave calo della pressione sanguigna, che può portare la persona ad andare in stato di shock

-stordimento o vertigini

-perdita di conoscenza

TRATTAMENTO E PREVENZIONE DELL'ALLERGIA ALLA PERA

Se si stanno riscontrando sintomi di allergia alla pera, ci sono alcuni passaggi da adottare per alleviarli, tra cui:

-da prescrizione o da banco, come la difenidramina (Benadryl), possono aiutare ad alleviare diversi sintomi per reazioni minori.

-autoiniettore di epinefrina di emergenza, come un EpiPen o Adrenaclick .

Questi dispositivi possono fornire una dose di farmaci salvavita di emergenza.

Il modo migliore per prevenire una reazione è evitare di mangiare o bere cose che contengono pera.

Ciò include il cibo preparato su una superficie che è stata utilizzata anche per preparare la pera.

SINDROME POLLINE-CIBO

La sindrome polline-cibo, nota anche come sindrome da allergia orale , si verifica quando gli allergeni presenti nel polline si trovano nella frutta cruda (come le pere), nelle verdure o nelle noci.

Quando il sistema immunitario rileva la presenza di un potenziale allergene (simile a un polline a cui si è allergici) nel cibo, gli allergeni reagiscono in modo incrociato e innescano una reazione.

SINTOMI E TRATTAMENTO DELLA SINDROME POLLINE-CIBO

La sindrome polline-cibo ha sintomi simili a un'allergia alimentare.

Tuttavia, tendono a scomparire rapidamente una volta che il cibo viene ingerito o rimosso.

I seguenti sintomi sono generalmente limitati a un'area intorno alla bocca, come la lingua, le labbra o la gola:

-prurito

-formicolio

-rigonfiamento

Bere un bicchiere d'acqua o mangiare un pezzo di pane può essere utile per neutralizzare una qualsiasi delle suddette sensazioni.

FATTORI DI RISCHIO DELLA SINDROME POLLINE-CIBO

Chi è allergico a determinati tipi di polline, è più probabile che soffra della sindrome del cibo da polline mangiando pere.

Tuttavia, potrebbe essere possibile mangiare pere cotte senza alcuna reazione.

Questo perché le proteine nel cibo cambiano quando

vengono riscaldate.

Altri fattori di rischio della sindrome polline-cibo includono:

Essere allergici al polline di betulla. Se si ha un'allergia al polline di betulla, si può avere una reazione a pere, mele, carote, mandorle, nocciole, sedano, kiwi, ciliegie, pesche o prugne.

Età. La sindrome polline-cibo di solito non compare nei bambini piccoli ed è più comune negli adolescenti o nei giovani adulti.

Mangiare la buccia. Le reazioni tendono ad essere più gravi quando si consuma la buccia di un frutto.

ALLERGIA ALLE CIPOLLE

Le cipolle sono un'aggiunta popolare a una vasta gamma di piatti cucinati e ricette fredde preparate.

Alcune persone hanno reazioni quando mangiano, toccano o annusano cipolle crude. Altri sperimentano sintomi sia da cipolle crude che cotte.

Le cipolle fanno parte del genere Allium sp, insieme ad aglio, scalogno ed erba cipollina.

Le persone allergiche o sensibili alle cipolle sono spesso allergiche o sensibili anche ad altre Alliacee.

Gli Allium sp ornamentali (piante non commestibili) potrebbero anche innescare una reazione in alcune persone.

Avere una vera allergia alla cipolla è raro.

Se si è allergici alle cipolle, il sistema immunitario identificherà le cipolle, e possibilmente altri Allium sp, come sostanze pericolose, prendendo misure protettive, incluso il rilascio di sostanze chimiche come l'istamina che può causare sintomi che vanno da fastidiosi a potenzialmente pericolosi per la vita.

Avere una sensibilità (o intolleranza) alla cipolla è un evento più comune.

Le intolleranze alimentari (ipersensibilità alimentare

non allergica) sono causate dall'incapacità di elaborare e digerire alimenti specifici, non da una reazione del sistema immunitario.

Le intolleranze alimentari in genere causano reazioni meno gravi rispetto alle allergie alimentari.

In una intolleranza alla cipolla, il sistema immunitario non verrà attivato, ma si potrebbe sperimentare alcuni degli stessi sintomi dell'allergia.

Per questo motivo, spesso può essere difficile distinguere le due condizioni.

SINTOMI DI UN'ALLERGIA ALLA CIPOLLA

L' allergico alle cipolle, potrebbe riscontrare uno o più sintomi interni o esterni.

Questi possono variare da lievi a gravi. I sintomi possono anche variare in termini di insorgenza.

Alcune persone manifestano sintomi immediati quando mangiano, toccano o annusano le cipolle.

Altri potrebbero non avere alcun sintomo per diverse ore o più.

I sintomi dell'allergia alla cipolla includono:

-orticaria o eruzione cutanea in qualsiasi parte del corpo

-formicolio o prurito in bocca

-gonfiore delle labbra, del viso, della lingua o della gola

-congestione nasale

-respirazione difficoltosa

-nausea e vomito

-diarrea

-mal di stomaco

-crampi

-gas intestinali

-vertigini o stordimento

-anafilassi, anche se questo è raro

I sintomi lievi spesso si risolvono una volta che la cipolla non è più in circolo

Se reazioni gravi, come vomito o disturbi gastrici che non si fermano, vertigini o problemi respiratori, cercare aiuto medico immediato.

In alcuni casi, continuano a manifestarsi i sintomi di un'allergia alla cipolla per giorni dopo che l'esposizione è passata.

Questa situazione potrebbe anche richiedere l'assistenza di un medico.

REAZIONE ANAFILATTICA

Sebbene rara, una reazione anafilattica alla cipolla è possibile in qualcuno che è gravemente allergico.

È più probabile che si verifichi se la cipolla è cruda o leggermente cotta.

L'anafilassi è un'emergenza medica che richiede cure immediate. I suoi sintomi includono:

-vertigini

-confusione

-sudorazione

-problema respiratorio

-gonfiore alla bocca e alla gola

-perdita di conoscenza

ALIMENTI CHE POSSONO CAUSARE ALLERGIA ALLA CIPOLLA

L' allergico alle cipolle può esserlo anche a cibi, piante e sostanze che contengono tipi simili di proteine.

Questo è noto come **cross-reattività** .

Gli alimenti in questa categoria includono Allium sp commestibili, come **aglio** , erba cipollina, scalogno e scalogno.

Può anche includere Artemisia, che a volte viene usata come tè e nella cucina asiatica.

COME TRATTARE UN'ALLERGIA ALLA CIPOLLA

Il tipo di trattamento più efficace dipende dalla gravità della reazione allergica.

I trattamenti per l'allergia alla cipolla includono:

Antistaminici. Gli antistaminici sono disponibili come farmaci orali o spray da banco.

Questi farmaci bloccano l'istamina, che riduce o elimina le reazioni allergiche minori, come orticaria, prurito e congestione nasale.

Aloe vera. L'Aloe vera non riduce l'istamina nel corpo, ma può essere utile per calmare l'orticaria pruriginosa.

Crema all'idrocortisone. L'uso topico di questo farmaco da banco può ridurre il prurito e l'infiammazione.
N.B. Si possono dire cose molto simili per l'Aglio (Allium sativum)

NOCI ED ALTRI SEMI

Le allergie a noci e semi tendono ad essere di natura più grave dando luogo a reazioni potenzialmente letali

Anche quelli che soffrono di allergia alle mandorle hanno spesso reazioni strettamente correlate, e generalmente scatenate dalle principali proteine del frutto e nei semi che resistono a diversi processi come la cottura.

C'è anche una forma più lieve di allergia alle mandorle associata al polline di betulla con sintomi limitati in gran parte alla bocca che causa una condizione chiamata sindrome da allergia orale (OAS).

È una condizione innescata da molecole molto simili agli allergeni del polline come la suddetta betulla chiamato Bet v 1.

La cottura (o la tostatura) può ridurre l'allergenicità per i consumatori predisposti.

SINTOMI

La mandorla (Amygdalus communis) è la noce dell'omonimo albero ma appartiene alla famiglia delle Rosaceae come mela, pera, pesca, ciliegia, prugna, nettarina, albicocca e fragola.

Le madorle possono ritrovarsi in molti alimenti trasformati come dolci, snack, prodotti da forno, gelati, gomme da masticare e bevande (latte di mandorle).

La gravità delle reazioni allergiche prodotte dall'intolleranza alle mandorle variano tra le persone e si manifestano con una lieve sindrome orale che provoca prurito alla bocca o alla lingua subito dopo aver masticato o ingerito il frutto, oppure con reazioni sistemiche gravi o potenzialmente fatali come lo shock anafilattico, orticaria o asma.

Le principali responsabili di allergia alle mandorle sono le proteine che sono stabili al calore e resistono alla digestione nello stomaco.

Chi reagisce a queste proteine può manifestare gravi reazioni allergiche.

Questa situazione si può verificare, anche in modo grave, anche al primo assaggio della mandorla.

Sfortunatamente, la reattività crociata tra questa tipologia di frutta secca è molto variabile sia nella vita reale sia quando viene misurata in campioni di sangue.

Pertanto, è estremamente importante che i pazienti con una storia di gravi reazioni allergiche legate alle mandorle ne evitino l'ingestione, fino a quando l'assenza di reazione è dimostrata da una diagnosi correttamente eseguita.

I pazienti reagiscono principalmente a una proteina termostabile (LTP) presente nelle Rosaceae, ma anche nella maggior parte degli altri alimenti di origine vegetale.

L'LTP è termostabile e resistente alla digestione nello stomaco, e di conseguenza i pazienti allergici possono potenzialmente manifestare gravi reazioni.

La frequenza dell'allergia alle mandorle è stimata tra lo 0,2% e lo 0,5% sia nei bambini che negli adulti. I sintomi a questa tipologia di frutto si manifestano quindi già durante l'infanzia, ma nei paesi mediterranei la sensibilizzazione alle proteine resistenti al calore può farli comparire anche da adulti.

CAFFEINA

La caffeina è una sostanza chimica amara che si trova in un'ampia varietà di bevande, tra cui caffè, soda, tè e bevande energetiche gassate.

È uno stimolante, il che significa che riduce l'affaticamento e aumenta la vigilanza quando viene consumato.

Lo fa bloccando i recettori dell'adenosina, un neurotrasmettitore che regola il ciclo sonno-veglia e provoca sonnolenza [31].

La maggior parte degli adulti può tranquillamente consumare fino a 400 mg di caffeina al giorno senza effetti collaterali.

Questa è la quantità di caffeina in circa quattro tazze di caffè [32].

Tuttavia, alcune persone sono più sensibili alla caffeina e sperimentano reazioni anche dopo averne consumato una piccola quantità.

Questa ipersensibilità alla caffeina è stata collegata alla genetica, nonché a una ridotta capacità di metabolizzare ed espellere la caffeina [33].

Una sensibilità alla caffeina è diversa da un'allergia alla caffeina, che coinvolge il sistema immunitario.

Le persone con un'ipersensibilità alla caffeina possono manifestare i seguenti sintomi dopo aver consumato anche una piccola quantità di caffeina [34]:

-Battito cardiaco accelerato

-Ansia

-Nervosismo

-Insonnia

-Nervosismo

-Irrequietezza

Le persone con una sensibilità alla caffeina dovrebbero ridurre al minimo la loro assunzione evitando cibi e bevande che contengono caffeina, inclusi caffè, soda, bevande energetiche, tè e cioccolato.

SALICILATI

I salicilati sono sostanze chimiche naturali prodotte dalle piante come difesa contro fattori di stress ambientale come insetti e malattie [35].

I salicilati hanno proprietà antinfiammatorie. In effetti, gli alimenti ricchi di questi composti hanno dimostrato di proteggere da alcune malattie come il cancro del colon-retto [36].

Queste sostanze chimiche naturali si trovano in una vasta gamma di alimenti, tra cui frutta, verdura, tè, caffè, spezie, noci e miele.

Oltre ad essere un componente naturale di molti alimenti, i salicilati sono spesso usati come conservanti alimentari e possono essere trovati nei farmaci.

Mentre quantità eccessive di salicilati possono causare problemi di salute, la maggior parte delle persone non ha problemi a consumare quantità normali di salicilati presenti negli alimenti.

Tuttavia, alcune persone sono estremamente sensibili a questi composti e sviluppano reazioni avverse quando ne consumano anche piccole quantità.

I sintomi dell'intolleranza al salicilato includono [37]:

-Naso chiuso

-Infezioni del seno nasale

-Polipi nasali e del seno nasale

-Asma

-Diarrea intestinale (colite)

-Orticaria

Mentre è impossibile rimuovere completamente i salicilati dalla dieta, chi ha un'intolleranza ai salicilati dovrebbe evitare cibi ricchi di salicilati come spezie, caffè, uvetta e arance, così come cosmetici e farmaci che contengono salicilati [38].

VINO

Il vino è una bevanda alcolica che in piccole dosi può avere benefici per la salute.

Tuttavia, anche se raro, è possibile avere una reazione allergica al vino.

I sintomi dell'allergia al vino o ad altre bevande alcoliche possono essere simili a quelli di altre allergie alimentari.

Alcuni dei sintomi riportati includono:

-naso che cola o congestione nasale

-una sensazione di bruciore o prurito alle labbra, alla bocca o alla gola

-eruzioni cutanee o orticaria, che possono essere pruriginose

-disturbi digestivi, come nausea, vomito o diarrea

-fiato corto

-gonfiore delle labbra, della bocca o della gola

L'anafilassi può verificarsi dopo aver mangiato o bevuto prodotti a base di uva, inclusi vino, uvetta e uva fresca.

Uno studio [39]del 2005 ha identificato una specifica proteina presente nell'uva come allergene.

Ci sono diversi potenziali allergeni che possono essere trovati nel vino ed includono:

-uve, comprese proteine specifiche contenute[40]

-etanolo, il tipo specifico di alcol presente nel vino

-lievito, che fermenta gli zuccheri dell'uva in etanolo

-solfiti, che possono essere prodotti naturalmente nel vino o aggiunti dai viticoltori

-agenti chiarificanti, che vengono aggiunti durante la produzione e possono includere proteine derivate da latte, uova e pesce

In generale, la maggior parte dei vini contiene tutti i potenziali allergeni discussi sopra.

Tuttavia, sembra che il vino rosso causi la maggior parte dei sintomi.

Uno studio [41] del 2005 ha intervistato persone che manifestano sintomi delle vie aeree superiori in risposta all'alcol.

I sintomi riportati includevano congestione nasale e starnuti.

Gli investigatori hanno scoperto che l'83% degli intervistati ha riferito che i loro sintomi si sono sviluppati dopo il consumo di vino rosso.

Il vino bianco è stato il secondo più diffuso, con il 31% che lo ha segnalato come fattore scatenante dei sintomi.

Un altro studio [42] ha valutato i sintomi di allergia e simil-allergia dopo il consumo di vino. Hanno scoperto che più persone hanno riportato sintomi in seguito al consumo di vino rosso che di vino bianco.

Perché il vino rosso? Sebbene la risposta non sia ancora chiara, potrebbe avere qualcosa a che fare con il fatto che il vino rosso contiene più solfiti ed è fermentato con la buccia dell'uva ancora attaccata, mentre il vino bianco no.

Uno degli allergeni confermati dell'uva si trova nella buccia [43].

Il vino rosso viene fermentato con la buccia ancora attaccata, il vino bianco no.

Le reazioni al vino potrebbero anche dipendere dal tipo specifico di uva utilizzata nel vino.

Ad esempio, una pubblicazione [44] riporta il verificarsi di reazioni negative in soggetti con ipertensione dopo il consumo di vino contenente uve Merlot.

ALTRE SOSTANZE

ASPARTAME

L'Aspartame è un dolcificante artificiale comunemente usato come sostituto dello zucchero. Sebbene la ricerca sia contrastante, alcuni studi hanno riportato effetti collaterali come depressione e irritabilità nelle persone con una sensibilità [45].

Si tratta comunque di una sostanza chimica da evitare in quanto cancerogena.

COLORANTI ALIMENTARI

È stato dimostrato che vari coloranti alimentari causano reazioni di ipersensibilità in alcune persone.

I sintomi includono orticaria, gonfiore della pelle e naso chiuso [46].

Anche queste sono comunque sostanze da non ingerire perché cancerogene.

SHOCK ANAFILATTICO: COSA SAPERE

Come abbiamo detto, le reazioni allergiche possono portare anche ad una situazione grave di shock.

Lo shock anafilattico deriva da una grave reazione allergica.

Fa abbassare la pressione sanguigna e restringe le vie respiratorie, rendendo difficile la respirazione.

Senza un trattamento immediato, c'è pericolo di vita.

Il sistema immunitario rilascia sostanze chimiche che inondano il corpo che possono portare allo shock anafilattico.

SINTOMI DELLO SHOCK ANAFILATTICO

Dato che la conseguenza più grave di una allergia può essere lo shock, il libro si conclude con una reazione dettagliata di questo grave problema.

Si sperimentano i sintomi dell'anafilassi prima che si verifichi lo shock anafilattico.

Questi sintomi non dovrebbero essere ignorati.

I sintomi dell'anafilassi includono:

-reazioni cutanee come orticaria, pelle arrossata o pallore

-sentire improvvisamente troppo caldo

-sensazione di avere un nodo alla gola o difficoltà a deglutire

-nausea, vomito o diarrea

-dolore addominale

-un polso debole e rapido

-naso che cola e starnuti

-labbra gonfie

-respiro affannoso o difficoltà a respirare

-la sensazione che qualcosa non va nel corpo

-formicolio alle mani, ai piedi, alla bocca o al cuoio capelluto

Se l'anafilassi è progredita fino allo shock anafilattico, i sintomi includono:

-fatica a respirare

-vertigini

-confusione

-improvvisa sensazione di debolezza

-perdita di conoscenza

CAUSE E FATTORI DI RISCHIO DELL'ANAFILASSI

L'anafilassi è causata da una reazione eccessiva del sistema immunitario a un allergene o qualcosa a cui il corpo è allergico.

A sua volta, l'anafilassi può provocare uno shock

anafilattico.

Gli inneschi comuni per l'anafilassi includono:

-alcuni farmaci come la penicillina

-punture di insetti

-cibi come: noci, crostacei, latte, uova,

-agenti utilizzati in immunoterapia

-lattice

COMPLICAZIONI DELLO SHOCK ANAFILATTICO

Lo shock anafilattico è estremamente grave.

Può bloccare le vie respiratorie e impedire di respirare.

Può anche fermare il cuore. Ciò è dovuto alla diminuzione della pressione sanguigna che impedisce al cuore di ricevere abbastanza ossigeno.

Ciò può contribuire a potenziali complicazioni come:

-danno cerebrale

-insufficienza renale

-shock cardiogeno, una condizione che impedisce al cuore di pompare abbastanza sangue nel corpo

-aritmie, un battito cardiaco troppo veloce o tr-

-infarto

-morte

In alcuni casi si sperimenta un peggioramento delle condizioni mediche preesistenti.

Quanto prima si ottiene il trattamento per lo shock

anafilattico, minori sono le complicazioni che è probabile che si verifichino.

CHI SONO IO

Sono un Nutrizionista ed uno Psicologo.

Ho lavorato per oltre 30 anni in vari ambulatori della Toscana nel settore nutrizione, anche con persone con Disturbi del Comportamento Alimentare.

Sono stato professore a contratto presso la Facoltà di Medicina dell'Università di Pisa d in altre.

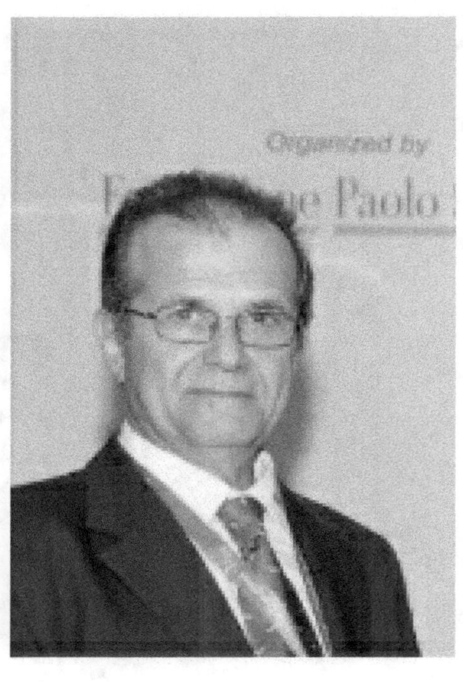

Continuo ad effettuare consulenze online tramite il mio sito:

www.dietazonaonline.com

Per saperne più su di me puoi andare al mio curriculum https://dietazonaonline.com/curriculum-vitae-dott-buracchi

Se vuoi mi puoi scrivere a g.buracchi@gmail.com
anche per consigli sui Fiori di Bach

Se ti interessano altri miei libri di alimentazione, salute naturale, psicologia e romanzi mi trovi su Amazon

https://www.amazon.it/s?k=gabriele+buracchi

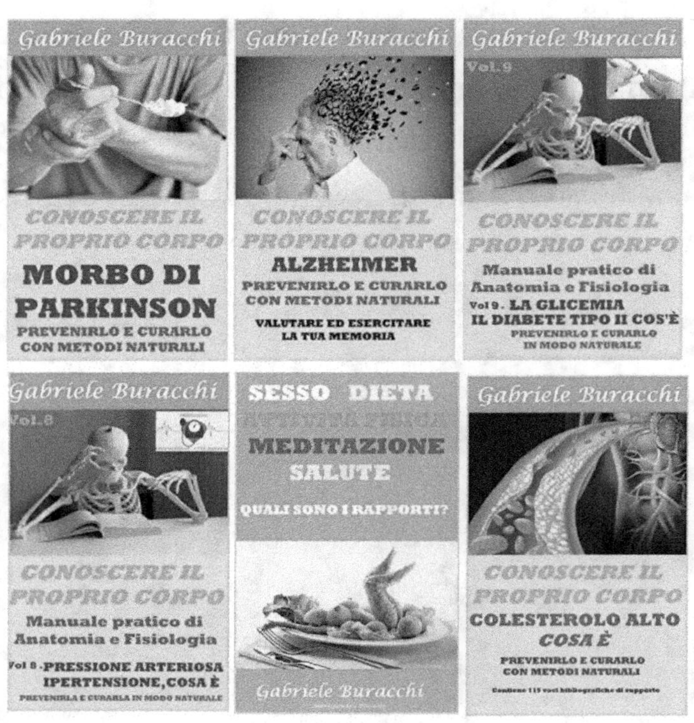

https://www.amazon.it/dp/B0BYDLJ8G5

https://www.amazon.it/dp/B0BXWY54JN

https://www.amazon.it/dp/B0BX9BGCTL

https://www.amazon.it/dp/B0BX3XFSBR

https://www.amazon.it/dp/B0BVRLTS45

https://www.amazon.it/dp/B0BZ4QMBNR

BIBLIOGRAFIA

[1] Sears, B. (1999). *Come raggiungere la zona.* Sperling & Kupfer editori. (pp. 94-99).

[2] https://pubmed.ncbi.nlm.nih.gov/9293470/ Broadhurst, C.L. (settembre 1997). Balanced intakes of natural triglycerides for optimum nutrition: an evolutionary and phytochemical perspective. *Med Hypotheses*, 49(3): 247-61.

[3] The Interrelationships between Lactose Intolerance and the Modern Dairy Industry: Global Perspectives in Evolutional and Historical Backgrounds - PMC (nih.gov)

[4] https://pubmed.ncbi.nlm.nih.gov/30783042/

[5] https://www.ncbi.nlm.nih.gov/pmc/articles/PMC6265758/

[6] https://www.ncbi.nlm.nih.gov/pmc/articles/PMC4586535/

[7] https://pubmed.ncbi.nlm.nih.gov/26715083/

[8] https://pubmed.ncbi.nlm.nih.gov/30783042/

[9] https://www.ncbi.nlm.nih.gov/pmc/articles/PMC4586535/

[10] https://pubmed.ncbi.nlm.nih.gov/30783042/

[11] https://www.ncbi.nlm.nih.gov/pmc/articles/PMC4586535/

[12] Lactose Intolerance: Common Misunderstandings - PubMed (nih.gov)

[13] Lactose Intolerance: Common Misunderstandings - PubMed (nih.gov)

[14] Cow Milk Allergy - StatPearls - NCBI Bookshelf (nih.gov)

[15] https://www.ncbi.nlm.nih.gov/pmc/articles/PMC6566637/

[16] https://www.ncbi.nlm.nih.gov/books/NBK542243/

[17] https://www.ncbi.nlm.nih.gov/pmc/articles/PMC4298661/

[18] https://www.ncbi.nlm.nih.gov/pmc/articles/PMC5109783/

[19] https://www.ncbi.nlm.nih.gov/pmc/articles/PMC4979917/

[20] https://www.ncbi.nlm.nih.gov/pmc/articles/PMC4586535/

[21] https://pubmed.ncbi.nlm.nih.gov/30783042/

[22] https://www.ncbi.nlm.nih.gov/books/NBK542243/

[23] https://www.ncbi.nlm.nih.gov/pmc/articles/PMC4298661/

[24] https://www.ncbi.nlm.nih.gov/pmc/articles/PMC6627562/

[25] https://pubmed.ncbi.nlm.nih.gov/30783042/

[26] Lactose Maldigestion, Malabsorption, and Intolerance: A Comprehensive Review with a Focus on Current Management and Future Perspectives - PMC (nih.gov)

[27] https://www.ncbi.nlm.nih.gov/books/NBK542243/

[28] https://www.ncbi.nlm.nih.gov/pmc/articles/PMC4586575/

[29] https://www.ncbi.nlm.nih.gov/pmc/articles/PMC4586575/

[30] https://www.ncbi.nlm.nih.gov/pmc/articles/PMC6566637/

[31] https://pubmed.ncbi.nlm.nih.gov/20164566/

[32] https://www.mayoclinic.org/healthy-lifestyle/nutrition-and-healthy-eating/in-depth/caffeine/art-20045678

[33] "No Thanks, Coffee Keeps Me Awake": Individual Caffeine Sensitivity Depends on ADORA2A Genotype - PMC (nih.gov)

[34] https://www.ncbi.nlm.nih.gov/pmc/articles/PMC4242593/

[35] Natural salicylates: foods, functions and disease prevention - PubMed (nih.gov)

[36] https://pubs.rsc.org/en/Content/ArticleLanding/2011/FO/c1fo10128e

[37] Salicylate Intolerance - PMC (nih.gov)

[38] https://www.ncbi.nlm.nih.gov/pmc/articles/PMC2696737/

[39] https://pubmed.ncbi.nlm.nih.gov/15650314/

[40] https://pubmed.ncbi.nlm.nih.gov/12589356/

[41] https://pubmed.ncbi.nlm.nih.gov/15878494/

[42] Prevalence of Wine Intolerance - PMC (nih.gov)

[43] https://www.ncbi.nlm.nih.gov/pmc/articles/PMC3391999/

[44] https://www.ncbi.nlm.nih.gov/pmc/articles/PMC3566624/

[45] https://pubmed.ncbi.nlm.nih.gov/24700203/

[46] Toxicology of food dyes: International Journal of Occupational and Environmental Health: Vol 18, No 3 (tandfonline.com)